BEI GRIN MACHT SICH IHR WISSEN BEZAHLT

AF137362

- Wir veröffentlichen Ihre Hausarbeit, Bachelor- und Masterarbeit

- Ihr eigenes eBook und Buch - weltweit in allen wichtigen Shops

- Verdienen Sie an jedem Verkauf

Jetzt bei www.GRIN.com hochladen und kostenlos publizieren

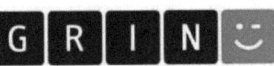

Welche Folgeschäden können Diabetes Mellitus Typ 2 erkrankte Menschen entwickeln?

Vanessa Mietzner

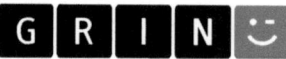

Bibliografische Information der Deutschen Nationalbibliothek:

Die Deutsche Nationalbibliothek verzeichnet diese Publikation in der Deutschen Nationalbibliografie; detaillierte bibliografische Daten sind im Internet über http://dnb.d-nb.de abrufbar.

ISBN: 9783346655790
Dieses Buch ist auch als E-Book erhältlich.

Druck und Bindung: Books on Demand GmbH, Norderstedt Germany
Gedruckt auf säurefreiem Papier aus verantwortungsvollen Quellen

Das vorliegende Werk wurde sorgfältig erarbeitet. Dennoch übernehmen Autoren und Verlag für die Richtigkeit von Angaben, Hinweisen, Links und Ratschlägen sowie eventuelle Druckfehler keine Haftung.

Das Buch bei GRIN: https://www.grin.com/document/1225462

FOM Hochschule für Oekonomie & Management

Fachbereich Gesundheit und Soziales

Studienort: Düsseldorf

Berufsbegleitender Studiengang: Gesundheitspsychologie und Medizinpädagogik

1.Semester

Seminararbeit Einführung Wissenschaftliches Arbeiten

Diabetes Mellitus Typ 2

Welche Folgeschäden können Diabetes Mellitus Typ 2

erkrankte Menschen entwickeln?

Autor(in): Vanessa Mietzner

Abgabedatum: 12.12.2020

I Inhaltsverzeichnis

II Abkürzungsverzeichnis

KHK   Koronare Herzerkrankung
mg/dl   Milligramm pro Deziliter
O2   Sauerstoff
OGT   Oraler Glukosetoleranztest
WHO   Weltgesundheitsorganisation

1. Einleitung

Diabetes mellitus ist eine chronische Stoffwechselkrankheit, die zu dauerhaft erhöhten Blutzuckerspiegeln führt. In Deutschland hat sich Diabetes zu einer wahren Volkskrankheit entwickelt – über sechs Millionen Menschen sind betroffen. Die meisten davon – nämlich über 90 Prozent – haben Diabetes Mellitus Typ 2. Die folgende Arbeit beschäftigt sich mit dem Diabetes Mellitus Typ 2 und soll die die Diagnostischen Kriterien/ Untersuchungen und Folgeschäden von Diabetes hervorheben. Im ersten Kapitel der vorliegenden Arbeit beschäftigt sich der Verfasser mit den grundlegenden Aspekten von Diabetes Mellitus Typ 2, sprich mit der Definition und der Bedeutung des Hormons Insulin. Das Ziel des zweiten Kapitels ist, die diagnostischen Kriterien und Untersuchungen hervorzuheben insbesondere die Blutzuckerbestimmung und der orale Glukose Toleranztest (OGT). Im Leben eines Diabetikers spielen vor allem die möglichen Folgeschäden eine große Rolle, was im Kapitel drei ausführlich dargestellt wird. Im Schlussteil wird also die Forschungsfrage "Welche Folgeschäden können Diabetes Mellitus Typ 2 erkrankte Menschen entwickeln?" beantwortet.

2. Diabetes Mellitus

Im nächsten Kapitel wird Diabetes Mellitus definiert und in Symptomen eingeordnet, Insulin und seine Bedeutung im Stoffwechsel erläutert und der Diabetes Mellitus Typ 2 eingeordnet.

2.1 Definition, Symptome

"Diabetes Mellitus auch Zuckerkrankheit genannt ist eine erbliche chronische Erkrankung, die durch einen Insulinmangel bzw. eine verminderte Insulinwirkung hervorgerufen wird".[1] "Sind mehr als 50 % der Insulin produzierenden Zellen zerstört, kommt es zur

---

[1] *Schoppmeyer, M.,* Gesundheits-und Krankheitslehre für Pflege und Gesundheitsfachberufe, 2014, S. 144.

Erhöhung des Glukosespiegels im Blut".[2] Diabetes mellitus bezeichnet eine Gruppe von Stoffwechselerkrankungen deren gemeinsamer Befund die Erhöhung des Blutglukosespiegels (Hyperglykämie) ist.[3] Zu Beginn der Erkrankung haben Typ 2 Diabetiker eher selten bis gar keine Symptome, die Diagnose ist meist ein Zufalls Befund oder wird im Rahmen einer Folgeerkrankung gestellt.[4] Schwere Überzuckerung bringt die klassischen Symptome wie Polyurie (Urinproduktion mehr als 3 Liter pro Tag), unerklärbarer Gewichtsverlust über Sehstörungen bis hin zur Ketoazidose (Stoffwechselentgleisung) hervor.[5]

2.2 Insulin und seine Bedeutung im Stoffwechsel

Wenn nach dem Essen bei einem gesunden Menschen der Blutzuckerspiegel ansteigt, schüttet die Bauchspeicheldrüse vermehrt Insulin ins Blut (per Bolus Gabe).[6] "Daneben gibt es eine Grundproduktion von Insulin (Basis), die in verschiedene Zucker- und Fettstoffwechselprozesse regulierend eingreift".[7] In veränderten Lebenssituationen wie z.B. während der Schwangerschaft und Stillzeit kann sich der Bedarf an Insulin ändern.[8] Einfluss auf den Stoffwechsel haben auch Infekte, andere Begleiterkrankungen oder Operationen.[9] Hauptsächlich durch die Aufnahme von Kohlenhydraten wird der Insulinanstieg nach dem Essen ausgelöst.[10] Der Insulinbedarf variiert von Menschen zu Menschen stark und ist in der Regel morgens am höchsten.[11] Viele andere Faktoren wie z.B Stress, körpereigene Hormone oder körperliche Aktivität wirken sich zudem auf den Insulinbedarf aus, auch andere Nahrungsbestandteile wie Fette oder Eiweiße beeinflussen ebenfalls die Insulinabgabe.[12] Es gibt viele verschiedene Insulinpräparate (unterscheiden sich in der

---

[2] *Schoppmeyer, M.,* Gesundheits-und Krankheitslehre für Pflege und Gesundheitsfachberufe, 2014, S. 144.

[3] Vgl. *Schoppmeyer, M.,* Gesundheits-und Krankheitslehre für Pflege und Gesundheitsfachberufe, 2014, S. 144.

[4] Vgl. *Schoppmeyer, M.,* Gesundheits-und Krankheitslehre für Pflege und Gesundheitsfachberufe, 2014, S. 144.

[5] Vgl. *Schoppmeyer, M.,* Gesundheits-und Krankheitslehre für Pflege und Gesundheitsfachberufe, 2014, S. 144.

[6] Vgl. *Müller-Wieland, D.,* S3-Leitlinie Therapie des Typ-1-Diabetes, 2002, S. 10-22.

[7] *Müller-Wieland, D.,* S3-Leitlinie Therapie des Typ-1-Diabetes, 2002, S. 10-22.

[8] Vgl. *Müller-Wieland, D.,* S3-Leitlinie Therapie des Typ-1-Diabetes, 2002, S. 10-22.

[9] Vgl. *Müller-Wieland, D.,* S3-Leitlinie Therapie des Typ-1-Diabetes, 2002, S. 10-22.

[10] Vgl. *Fritsche, A., Vosseler, A.,* Insulintherapie, 2019, o. S.

[11] Vgl. *Fritsche, A., Vosseler, A.,* Insulintherapie, 2019, o. S.

[12] Vgl. *Fritsche, A., Vosseler, A.,* Insulintherapie, 2019, o. S.

Wirkungszeit) und somit lassen sich die natürlichen Vorgänge der Insulinausschüttung nachbilden.[13] Der Blutzucker sollte in regelmäßigen Abständen nachgemessen werden, um eine Unterzuckerung oder Überzuckerung entgegen zu helfen.[14]

2.3 Diabetes Mellitus Typ 2

Laut Schätzungen der Weltgesundheitsorganisation (WHO) erkranken acht Prozent der Bevölkerung an Diabetes Typ 2 im Verlauf des Lebens.[15] Allein in Deutschland leiden mehr als sechs Millionen Menschen an dieser Stoffwechselerkrankung, jährlich nimmt die Anzahl um etwa 400.000 zu.[16] Der Typ 2 Diabetes ruft Schäden im Körper hervor, wenn ein dauerhaft erhöhter Blutzuckerspiegel besteht.[17] Zu Beginn von Diabetes Mellitus Typ 2 produziert die Bauchspeicheldrüse meist noch genügend Insulin.[18] Jedoch zunehmend unempfindlich dagegen (Insulinresistenz) werden Muskel, Leber und Fettzellen und können immer weniger Glukose (Zucker) aus dem Blut aufnehmen dadurch bleibt der Blutzuckerspiegel erhöht.[19] Ursachen für diese Insulinresistenz sind Risikofaktoren wie Übergewicht bzw. Fettsucht (Adipositas) und ein Lebensstil mit wenig körperlicher Bewegung, ungesunder, ballaststoffarmer Ernährung, Rauchen aber auch eine individuelle genetische Veranlagung.[20] Der Typ 2 Diabetiker gehört zum metabolischen Syndrom auch Wohlstandssyndrom genannt.[21]

3. Diagnostische Kriterien und Untersuchungen

Im folgenden Artikel wird die Blutglukosemessung mit dem elektronischen Blutzuckermessgerät genauer erläutert und der orale Glukose Toleranztest definiert.

---

[13] Vgl. *Fritsche, A., Vosseler, A.,* Insulintherapie, 2019, o. S.
[14] Vgl. *Fritsche, A., Vosseler, A.,* Insulintherapie, 2019, o. S.
[15] Vgl. *Deutsche Zentren der Gesundheitsforschung,* Therapie Typ-2-Diabetes, o. J., o. S.
[16] Vgl. *Deutsche Zentren der Gesundheitsforschung,* Therapie Typ-2-Diabetes, o. J., o. S.
[17] Vgl. *Deutsche Zentren der Gesundheitsforschung,* Therapie Typ-2-Diabetes, o. J., o. S.
[18] Vgl. *Deutsche Zentren der Gesundheitsforschung,* Therapie Typ-2-Diabetes, o. J., o. S.
[19] Vgl. *Deutsche Zentren der Gesundheitsforschung,* Therapie Typ-2-Diabetes, o. J., o. S.
[20] Vgl. *Deutsche Zentren der Gesundheitsforschung,* Therapie Typ-2-Diabetes, o. J., o. S.
[21] Vgl. *Schoppmeyer, M.,* Gesundheits-und Krankheitslehre für Pflege und Gesundheitsfachberufe, 2014, S. 144.

3.1 Blutglukosemessung mit dem elektronischen Blutzuckermessgerät

Die wichtigste Maßnahme beim Diabetes Mellitus ist die Blutglukosemessung.[22] Grundsätzlich heißt es, dass es unterschiedliche Normwerte gibt abhängig vom gewonnenen Material.[23] Der Blutglukosespiegel beim nüchternen Patienten sollte unter 100 Milligramm pro Deziliter (mg/dl) liegen.[24] Ein gestörtes Blutglukosegleichgewicht liegt bei den Werten zwischen 100-125 mg/dl.[25] Es wird von einem Diabetes Mellitus gesprochen, wenn eine Nüchternblutglukose von mehr als 126 mg/dl vorliegt.[26] Es gibt eine Vielzahl von Blutzuckermessgeräten, die in der Regel alle einfach zu bedienen sind.[27] Sie unterscheiden sich in der Größe und haben teilweise unterschiedliche Funktionen.[28] Jedoch immer gleich ist das Grundprinzip, ein Bluttropfen meist aus dem Finger wird auf einem Teststreifen aufgebracht.[29] Das Blutzuckergerät misst so elektrochemisch die Blutzuckerkonzentration und gibt einen digitalen Wert an in mg/dl oder Millimol pro Liter der auf dem Zuckergehalt im Blutplasma umgerechnet ist.[30] Die Werte sind auf diese Weise besser vergleichbar mit den Messungen, die nach einem Arztbesuch im Labor durchgeführt werden.[31] Für Menschen mit Sehbeeinträchtigungen gibt es Messgeräte, die das Ergebnis akustisch wiedergeben.[32] Dennoch ist auf eine ausführliche Fehlerfreie Messung zu achten, daher ist eine gute und ausführliche Schulung unerlässlich.[33] Die Messwerte sollten in Blutzuckertagebüchern eingetragen werden, entweder klassisch in Papierform oder elektronisch.[34] Blutzuckertagebücher sind ein wichtiges Dokument vor allem, um beim Arztbesuch die Entwicklung der Werte in den letzten Wochen zu besprechen.[35]

Zuerst werden alle notwendigen Materialien bereit gelegt dazu zählen Messgerät, Teststreifen, Stechhilfe, Taschentusch, Blutzuckertagebuch.[36] Danach werden die Hände mit

---

[22] Vgl. *Thieme, G.*, Krankheitslehre I care, 2015, S. 632.
[23] Vgl. *Thieme, G.*, Krankheitslehre I care, 2015, S. 632.
[24] Vgl. *Thieme, G.*, Krankheitslehre I care, 2015, S. 632.
[25] Vgl. *Thieme, G.*, Krankheitslehre I care, 2015, S. 632.
[26] Vgl. *Thieme, G.*, Krankheitslehre I care, 2015, S. 632.
[27] Vgl. *Fritsche, A., Vosseler, A.*, Selbstkontrolle bei Diabetes: Blutzucker messen, 2019, o. S.
[28] Vgl. *Fritsche, A., Vosseler, A.*, Selbstkontrolle bei Diabetes: Blutzucker messen, 2019, o. S.
[29] Vgl. *Fritsche, A., Vosseler, A.*, Selbstkontrolle bei Diabetes: Blutzucker messen, 2019, o. S.
[30] Vgl. *Fritsche, A., Vosseler, A.*, Selbstkontrolle bei Diabetes: Blutzucker messen, 2019, o. S.
[31] Vgl. *Fritsche, A., Vosseler, A.*, Selbstkontrolle bei Diabetes: Blutzucker messen, 2019, o. S.
[32] Vgl. *Fritsche, A., Vosseler, A.*, Selbstkontrolle bei Diabetes: Blutzucker messen, 2019, o. S.
[33] Vgl. *Fritsche, A., Vosseler, A.*, Selbstkontrolle bei Diabetes: Blutzucker messen, 2019, o. S.
[34] Vgl. *Fritsche, A., Vosseler, A.*, Selbstkontrolle bei Diabetes: Blutzucker messen, 2019, o. S.
[35] Vgl. *Fritsche, A., Vosseler, A.*, Selbstkontrolle bei Diabetes: Blutzucker messen, 2019, o. S.
[36] Vgl. *Fritsche, A., Vosseler, A.*, Selbstkontrolle bei Diabetes: Blutzucker messen, 2019, o. S.

Wasser und Seife gewaschen.[37] Desinfektionsmittel ist nicht notwendig.[38] Zucker, Fett oder Eiweißreste könnten die Werte während der Messung verfälschen, wenn die Hände nicht ausreichend gewaschen werden.[39] Danach sollten die Hände gut abgetrocknet werden, da Feuchtigkeit an den Händen den Bluttropfen verdünnen kann.[40] Es sollte bei jeder Messung eine neue Stechhilfe benutzt werden und die Punktionsstelle sollte regelmäßig gewechselt werden.[41] Es sollte seitlich an der Fingerbeere am besten von Mittel, Ring oder kleinem Finger punktiert werden.[42] Dann wird leicht gedrückt bis sich ein Bluttropfen bildet.[43] Besonders zu beachten ist, dass durch zu starkes drücken des Fingers Gewebeflüssigkeit austreten kann und diese verdünnt das Blut und kann den Messwert verfälschen.[44] Der Bluttropfen wird mit der vorgesehenen Stelle des Teststreifens aufgezogen und nach einigen Sekunden wird das Messergebnis im Display angezeigt.[45] Danach folgt die Dokumentation im Blutzuckertagebuch.[46] Die Lanzetten sollten in einem bruchsicheren Behälter entsorgt werden und die Teststreifen können in den Hausmüll.[47]

3.2 Der Oraler Glukose Toleranztest (OGT)

Der OGT ist sensitiver als die Bestimmung der Nüchternblutglukose auch in der Bestimmung der Diabetes Diagnose.[48] Ungefähr zwei Prozent mehr Diabetiker werden durch den oralen Glukose Toleranztest diagnostiziert.[49] Ein Grund für diesen Test ist die Erkenntnis, dass die mit dem Diabetes verknüpften kardiovaskulären Risiken mit ansteigenden Glukosewerten schon weit im nicht diabetischen Bereich zunehmen.[50] Deswegen sollte ein Diabetes frühzeitig erkannt werden, um rechtzeitig intervenieren zu können.[51] Die Durchführung des Oralen Glukose Toleranztest sollte laut den Richtlinien der WHO

---

[37] Vgl. *Fritsche, A., Vosseler, A.,* Selbstkontrolle bei Diabetes: Blutzucker messen, 2019, o. S.
[38] Vgl. *Fritsche, A., Vosseler, A.,* Selbstkontrolle bei Diabetes: Blutzucker messen, 2019, o. S.
[39] Vgl. *Fritsche, A., Vosseler, A.,* Selbstkontrolle bei Diabetes: Blutzucker messen, 2019, o. S.
[40] Vgl. *Fritsche, A., Vosseler, A.,* Selbstkontrolle bei Diabetes: Blutzucker messen, 2019, o. S.
[41] Vgl. *Fritsche, A., Vosseler, A.,* Selbstkontrolle bei Diabetes: Blutzucker messen, 2019, o. S.
[42] Vgl. *Fritsche, A., Vosseler, A.,* Selbstkontrolle bei Diabetes: Blutzucker messen, 2019, o. S.
[43] Vgl. *Fritsche, A., Vosseler, A.,* Selbstkontrolle bei Diabetes: Blutzucker messen, 2019, o. S.
[44] Vgl. *Fritsche, A., Vosseler, A.,* Selbstkontrolle bei Diabetes: Blutzucker messen, 2019, o. S.
[45] Vgl. *Fritsche, A., Vosseler, A.,* Selbstkontrolle bei Diabetes: Blutzucker messen, 2019, o. S.
[46] Vgl. *Fritsche, A., Vosseler, A.,* Selbstkontrolle bei Diabetes: Blutzucker messen, 2019, o. S.
[47] Vgl. *Fritsche, A., Vosseler, A.,* Selbstkontrolle bei Diabetes: Blutzucker messen, 2019, o. S.
[48] Vgl. *Egidi, G.,* Brauchen wir den Oralen Glukose-Toleranz-Test?, 2005, S. 424.
[49] Vgl. *Egidi, G.,* Brauchen wir den Oralen Glukose-Toleranz-Test?, 2005, S. 424.
[50] Vgl. *Egidi, G.,* Brauchen wir den Oralen Glukose-Toleranz-Test?, 2005, S. 424.
[51] Vgl. *Egidi, G.,* Brauchen wir den Oralen Glukose-Toleranz-Test?, 2005, S. 424.

wie folgt durchgeführt werden: Die Testdurchführung sollte am Morgen nach 10-16 Stündiger Nahrungs-Alkoholkarenz und nach drei Tägiger kohlenhydratreichen Ernährung erfolgen.[52] Die Untersuchung sollte im Liegen oder sitzen stattfinden um eine Muskelanstrengung entgegen zu wirken.[53] Zum Zeitpunkt Null trinkt der Patient 75 Gramm Glukose in 250-300 Milliliter Wasser innerhalb von fünf Minuten, dann erfolgt zum Zeitpunkt Null eine Blutentnahme und erneut nach 120 Minuten.[54] Eine sachgerechte Probeaufbewahrung und Verarbeitung ist besonders wichtig.[55]

4. Folgeschäden des Diabetes Mellitus Typ 2

Im folgenden Kapitel wird deutlich, welche Folgeschäden Diabetes Typ 2 erkrankte Menschen entwickeln können und wie diese vorgebeugt werden sollten.

Diabetes Mellitus Typ 2 kann viele Folgeschäden entwickeln.[56] Die Wahrscheinlichkeit durch Diabetes eine Folgekrankheit zu entwickeln ist erhöht auch schon im Vorstadium des Diabetes (Prädiabetes).[57] Durch eine schlechte Blutzuckereinstellung zeigen sich Spätschäden in unterschiedlichen Organen. Nieren, Herz, Augen aber auch die großen Gefäße können betroffen sein.[58]

4.1 Makrovaskuläre Folgeschäden

Makrovaskuläre Komplikationen (Große Blutgefäße sind betroffen).[59]
"Diabetiker weisen im Vergleich zu Nicht-Diabetikern ein zwei- bis vierfach erhöhtes Risiko für eine koronare Herzkrankheit, ein bis zu sechsfach erhöhtem Risiko für Herzinfarkt sowie ein dreifach erhöhtes Risiko für einen Schlaganfall auf".[60] "Dementsprechend sterben rund drei Viertel der Diabetiker an den Folgen der makrovaskulären Komplikationen".[61]

---

[52] Vgl. *Egidi, G.*, Brauchen wir den Oralen Glukose-Toleranz-Test?, 2005, S. 424.
[53] Vgl. *Egidi, G.*, Brauchen wir den Oralen Glukose-Toleranz-Test?, 2005, S. 424.
[54] Vgl. *Egidi, G.*, Brauchen wir den Oralen Glukose-Toleranz-Test?, 2005, S. 424.
[55] Vgl. *Egidi, G.*, Brauchen wir den Oralen Glukose-Toleranz-Test?, 2005, S. 424.
[56] Vgl. *Abratis, A. u. a.*, Diabetes und seine Folgen, 2020, o. S.
[57] Vgl. *Deutsche Zentren der Gesundheitsforschung*, Therapie Typ-2-Diabetes, o. J., o. S.
[58] Vgl. *Abratis, A. u. a.*, Diabetes und seine Folgen, 2020, o. S.
[59] Vgl. *Sourij, C., Sourij, H.*, Diabetes und Gefäße, 2007, o. S.
[60] *Sourij, C., Sourij, H.*, Diabetes und Gefäße, 2007, o. S.
[61] *Sourij, C., Sourij, H.*, Diabetes und Gefäße, 2007, o. S.

4.1.1 Arteriosklerose

Die Arteriosklerose (arterio= Gefäß, sklero= hart) ist oftmals eine Todesursache in den Industrieländern und die auffälligste sekundäre Ursache für Herzinfarkt, Schlaganfall, Durchblutungsstörungen und viele schmerzhafte Gefäßbeschwerden.[62] Bei der Arteriosklerose (auch Atherosklerose) sind die Gefäßwände der großen Arterien unregelmäßig verdickt, verhärtet und wenig elastisch.[63] Durch diese Veränderungen ist das Gefäßlumen eingeengt und verkleinert.[64] Diese Veränderung begünstigt einerseits das Anheften von Blutplättchen (Thrombozyten) und weißen Blutzellen (Leukozyten), die eine lokale Entzündungsreaktion hervorrufen, sowie andererseits die Ablagerung von Fettpartikeln in der Gefäßwand.[65] In einem jahrelangen Prozess der Entzündungsreaktion, der Ablagerung von Fettpartikeln und Vermehrung von glatten Muskelzellen sowie Bindegewebe in der Gefäßwand entstehen atherosklerotische Plaques.[66] Der erhöhte Blutzucker führt zu einer Fehlfunktion und Schädigung des Endothels.[67] Insbesondere beim Typ 2 Diabetiker kommt es im Rahmen der Insulinresistenz (schlechtes Ansprechen des Körpers auf das Hormon Insulin) zu einem häufigen Auftreten von zusätzlichen Atherosklerose Risikofaktoren wie Fettstoffwechselstörung aber auch Bluthochdruck.[68] Die Atherosklerose wird beim Zusammentreffen von mehreren Risikofaktoren nochmals beschleunigt.[69]

4.1.2 Koronare Herzerkrankung (KHK)

Bei der Koronaren Herzerkrankung werden die Herzkranzgefäße unzureichend durchblutet und damit der Herzmuskel mit zu wenig Sauerstoff (O2) versorgt.[70] Das O2-Angebot und der O2-Bedarf stehen im Missverständnis, es kommt zur einer Mangeldurchblutung

---

[62] Vgl. *Cong, L.*, Meridian-Übungen bei psychosomatischen Beschwerden, 2011, S. 156.
[63] Vgl. *Schoomeyer, M.*, Gesundheits-und Krankheitslehre für Pflege und Gesundheitsberufe, 2014, S.8.
[64] Vgl. *Schoomeyer, M.*, Gesundheits-und Krankheitslehre für Pflege und Gesundheitsberufe, 2014, S.8.
[65] Vgl. *Sourij, C., Sourij, H.*, Diabetes und Gefäße, 2007, o. S.
[66] Vgl. *Sourij, C., Sourij, H.*, Diabetes und Gefäße, 2007, o. S.
[67] Vgl. *Sourij, C., Sourij, H.*, Diabetes und Gefäße, 2007, o. S.
[68] Vgl. *Sourij, C., Sourij, H.*, Diabetes und Gefäße, 2007, o. S.
[69] Vgl. *Sourij, C., Sourij, H.*, Diabetes und Gefäße, 2007, o. S.
[70] Vgl. *Schoomeyer, M.*, Gesundheits-und Krankheitslehre für Pflege und Gesundheitsberufe, 2014, S. 8.

der mittleren Schicht des Herzens.[71] Die koronare Herzkrankheit hat unter den verschiedenen Folgeerkrankungen bei Menschen mit Diabetes die größte Bedeutung.[72] Die KHK entsteht durch Verkalkung der Herzkranzgefäße.[73] Das sind Blutgefäße, die wie ein Kranz um das Herz liegen aber auch mit lebenswichtigem sauerstoffreichem Blut versorgen.[74] Aufgrund der Verkalkungen entstehen Engstellen und Verschlüsse, typische Anzeichen sind plötzlich auftretender dumpfer Schmerz in der Brust aber auch ein starkes Engegefühl.[75] Die Angina Pectoris ist ein Leitsymptom der KHK und äußert sich durch starke Schmerzen hinter dem Sternum, häufig mit Ausstrahlung in den linken Arm und die linke Schulter (seltener in die rechte Schulter) den Unterkiefer oder den Oberbauch.[76] Der Angina-Pectoris Anfall kann durch körperliche Anstrengung, Stress, kälte oder reichliches Essen ausgelöst werden.[77] Viele Patienten haben während des Anfalls den Eindruck, dass etwas auf die Brust drückt.[78] Bei schweren Anfällen kann der Patient Todesangst verspüren.[79] Besonders bei Diabetikern können die Phasen unbemerkt verlaufen.[80] Es werden zwei Formen der Angina-Pectoris unterschieden: Stabile typische Angina Pectoris und instabile Angina Pectoris.[81] Bei der Stabilen Angina Pectoris tritt der Brustschmerz reproduzierbar bei körperlicher oder psychischer Belastung auf und verschwindet in Ruhe wieder.[82] Bei der instabilen Angina Pectoris treten die Beschwerden häufig in Ruhe und verzögert auf, diese halten nicht länger als 20 Minuten an.[83]

---

[71] Vgl. *Schoomeyer, M.*, Gesundheits-und Krankheitslehre für Pflege und Gesundheitsberufe, 2014, S. 8.
[72] Vgl. *Szendrödi, J.*, Herz-Kreislauf-Erkrankungen bei Diabetes, o. J., o. S.
[73] Vgl. *Szendrödi, J.*, Herz-Kreislauf-Erkrankungen bei Diabetes, o. J., o. S.
[74] Vgl. *Szendrödi, J.*, Herz-Kreislauf-Erkrankungen bei Diabetes, o. J., o. S.
[75] Vgl. *Szendrödi, J.*, Herz-Kreislauf-Erkrankungen bei Diabetes, o. J., o. S.
[76] Vgl. *Schoomeyer, M.*, Gesundheits-und Krankheitslehre für Pflege und Gesundheitsberufe, 2014, S. 8.
[77] Vgl. *Schoomeyer, M.*, Gesundheits-und Krankheitslehre für Pflege und Gesundheitsberufe, 2014, S. 8.
[78] Vgl. *Schoomeyer, M.*, Gesundheits-und Krankheitslehre für Pflege und Gesundheitsberufe, 2014, S. 8.
[79] Vgl. *Schoomeyer, M.*, Gesundheits-und Krankheitslehre für Pflege und Gesundheitsberufe, 2014, S. 8.
[80] Vgl. *Schoomeyer, M.*, Gesundheits-und Krankheitslehre für Pflege und Gesundheitsberufe, 2014, S. 8.
[81] Vgl. *Dietz, R., Rauch, B.*, Leitlinie zur Diagnose und Behandlung der chronischen koronaren Herzerkrankungen der Deutschen Gesellschaft für Kardiologie-Herz- und Kreislaufforschung (DGK), 2003, S. 504.
[82] Vgl. *Rauch, B., Dietz, R.*, Leitlinie zur Diagnose und Behandlung der chronischen koronaren Herzerkrankung der Deutschen Gesellschaft für Kardiologie-Herz-und Kreislaufforschung (DGK), S. 504.
[83] Vgl. *Rauch, B., Dietz, R.*, Leitlinie zur Diagnose und Behandlung der chronischen koronaren Herzerkrankung der Deutschen Gesellschaft für Kardiologie-Herz-und Kreislaufforschung (DGK), S. 504.

4.2 Mikrovaskuläre Folgeschäden

Mikrovaskulären Komplikationen ziehen die kleinen Blutgefäße in Mitleidenschaft.[84]

4.2.1 Nephropathie

Unter dem Begriff Diabetische Nephropathie oder Nierenerkrankung werden alle Schädigungen der Niere bei Menschen mit Diabetes zusammengefasst.[85] Darunter versteht man eine über Jahre zunehmende Ausscheidung von Eiweißen im Harn.[86] Die kleinen Filtereinheiten in den Nieren spielen eine wichtige Rolle bei der Entgiftung des Körpers und der Regulierung des Wassers und Salzhaushaltes.[87] Das gesamte Blut wird durch die sogenannten Nierenkörperchen geleitet.[88] Die Nierenkörperchen bestehen aus einem Knäuel ganz feiner Blutgefäße.[89] Die kleinen Stoffe z.B. Salze, Harnstoff oder Schadstoffrückstände werden durch die feinen Gefäßwände in den Nierenkörperchen aus dem Blut herausgefiltert und über den Urin ausgeschieden.[90] Die größeren Stoffe wie Eiweiße und Blutkörperchen gelangen aufgrund ihrer Größe nicht durch die Wände der feinen Blutgefäße und verbleiben im Körper.[91]

Die Wände der feinen Blutgefäße in den Nierenkörperchen können durch langfristig erhöhte Blutzuckerwerte geschädigt werden.[92] Die Gefäßwände werden durch Bildung von Löchern durchlässiger, dadurch wird vermehrt Eiweiß über den Urin ausgeschieden.[93] Diese Veränderungen führen dazu, dass sich die Durchblutung sowie auch die Funktion der Niere verschlechtert.[94] Dieses wird auch Niereninsuffizienz genannt.[95] Im fortgeschrittenen Stadium kommt es zur Abnahme der Nierenfunktion bis im schlimmsten Fall

---

[84] Vgl. *Sourij, C., Sourij, H.*, Diabetes und Gefäße, 2007, o. S.
[85] Vgl. *Müssig, K.*, Diabetes und Nieren, o. J., o. S.
[86] Vgl. *Sourij, C., Sourij, H.*, Diabetes und Gefäße, 2007, o. S.
[87] Vgl. *Müssig, K.*, Diabetes und Nieren, o. J., o. S.
[88] Vgl. *Müssig, K.*, Diabetes und Nieren, o. J., o. S.
[89] Vgl. *Müssig, K.*, Diabetes und Nieren, o. J., o. S.
[90] Vgl. *Müssig, K.*, Diabetes und Nieren, o. J., o. S.
[91] Vgl. *Müssig, K.*, Diabetes und Nieren, o. J., o. S.
[92] Vgl. *Müssig, K.*, Diabetes und Nieren, o. J., o. S.
[93] Vgl. *Müssig, K.*, Diabetes und Nieren, o. J., o. S.
[94] Vgl. *Müssig, K.*, Diabetes und Nieren, o. J., o. S.
[95] Vgl. *Müssig, K.*, Diabetes und Nieren, o. J., o. S.

zur Blutwäsche (Dialyse).[96] Epidemiologische Daten zeigen einen konstanten Anstieg dieser Erkrankung.[97] Die diabetische Nephropathie ist derzeit in Deutschland die häufigste Ursache der behandlungspflichtigen terminalen Niereninsuffizienz.[98] Zu empfehlen sind regelmäßige Untersuchungen des Harns auf Eiweiß (besonders Albumin), dieses wird früh im Rahmen der diabetischen Nephropathie ausgeschieden.[99] Den wichtigen Grundpfeiler der Therapie stellen optimale Stoffwechsel sowieso Blutdruckeinstellungen dar.[100]

4.2.2. Retinopathie

"Bei der diabetischen Retinopathie handelt es sich um eine Mikroangiopathie der Netzhaut, die in variabler Ausprägung bei beinahe allen Menschen mit Diabetes im Verlauf ihrer Erkrankung auftritt und die häufigste Erblindungsursache von Menschen im arbeitsfähigen Alter in den westlichen Industrieländern darstellt."[101]

Da die kleinen Blutgefäße geschädigt sind kann es zu Flüssigkeitsaustritt in der Netzhaut kommen.[102] Neue Gefäße an der Netzhaut können im fortgeschrittenen Stadium ausgesprossen werden (Proliferative Retinopathie).[103] Diese können sehr leicht bluten. Das Hauptproblem ist somit die Netzhautblutung oder die Glaskörperblutung.[104]

Die Retinopathie verläuft lange Zeit ohne Symptome, daher ist es so wichtig, dass Diabetes erkrankte regelmäßig zur Augenarzt Kontrolle gehen.[105] Wichtig ist es, auf eine konsequente Blutglukoseeinstellung zu achten, damit Komplikationen so lange wie möglich hinausgezögert werden können.[106] Um die Retinopathie aufzuhalten, kann man die Netzhaut mit einem Laser behandeln.[107] Sinn der Laserbehandlung ist es, das periphere Netzhautgebiet zu reduzieren, sodass das Blut vermehrt zur Netzhautmitte gelangt und

---

[96] Vgl. *Sourij, C., Sourij, H.*, Diabetes und Gefäße, 2007, o. S.
[97] Vgl. *Scherbaum, W., Ritz, E.*, Prävention und Therapie der diabetischen Nephropathie, 2005, A 137.
[98] Vgl. *Scherbaum, W., Ritz, E.*, Prävention und Therapie der diabetischen Nephropathie, 2005, A 137.
[99] Vgl. *Sourij, C., Sourij, H.*, Diabetes und Gefäße, 2007, o. S.
[100] Vgl. *Sourij, C., Sourij, H.*, Diabetes und Gefäße, 2007, o. S.
[101] Vgl. *Nentwich, M., Ulbig, M.*, Diabetische Retinopathie, 2010, o. S.
[102] Vgl. *Sourij, C., Sourij, H.*, Diabetes und Gefäße, 2007, o. S.
[103] Vgl. *Sourij, C., Sourij, H.*, Diabetes und Gefäße, 2007, o. S.
[104] Vgl. *Sourij, C., Sourij, H.*, Diabetes und Gefäße, 2007, o. S.
[105] Vgl. *Thieme, G.*, Krankheitslehre I care, 2015, S. 642.
[106] Vgl. *Thieme, G.*, Krankheitslehre I care, 2015, S. 642.
[107] Vgl. *Thieme, G.*, Krankheitslehre I care, 2015, S. 642.

um somit die Gefäßneubildung zu reduzieren.[108] Allerdings bei wiederholter Blutung in den Glaskörper oder bei Netzhautablösung muss der Glaskörper entfernt werden.[109] Je früher die Netzhautveränderungen erkannt werden, umso besser sind die Erfolgsaussichten.[110]

4.2.3 Neuropathie

Unter der diabetischen Neuropathie versteht man eine Schädigung der Nerven.[111] Diese Erkrankung umfasst unterschiedliche Krankheitsbilder, bei denen Nerven an verschiedenen Stellen im Körper durch erhöhte Blutzuckerwerte geschädigt sind.[112] Dementsprechend funktionieren bestimmte Körperfunktionen nicht mehr, die durch Nerven gesteuert werden.[113] Fachleute sprechen von einer Polyneuropathie, wenn mehrere Nerven betroffen sind.[114] Die Nerven verbinden unser Gehirn mit Muskeln, Sensoren in der Haut und anderen Organen die wie elektrische Kabel verbunden sind, dadurch leitet das Gehirn Steuerungssignale bis hin in die kleinsten Stellen des Körpers weiter.[115] "Laut Untersuchungen leidet jeder zweite Mensch mit Typ 2 Diabetes im Laufe seines Lebens auch an diabetischen Nervenschäden".[116]

Es können unterschiedliche Bereiche des Nervensystems betroffen sein und dementsprechend anders kann das Krankheitsbild aussehen.[117] Es wird in zwei Kategorien unterschieden.[118] Die Periphere Polyneuropathie und die Autonome Neuropathie.[119] Bei der Peripheren Polyneuropathie können Sensibilitätsstörungen, verminderte Schmerzempfindung, Lähmungen besonders an den Füßen und Unterschenkeln hervorgehen.[120] Bei der Autonomen Neuropathie können Herzrhythmusstörungen, fehlende Schmerzempfindung

---

[108] Vgl. *Thieme, G.*, Krankheitslehre I care, 2015, S. 967.
[109] Vgl. *Thieme, G.*, Krankheitslehre I care, 2015, S. 967.
[110] Vgl. *Thieme, G.*, Krankheitslehre I care, 2015, S. 967.
[111] Vgl. *Thieme, G.*, Krankheitslehre I care, 2015, S. 643.
[112] Vgl. *Bönhof, G.*, Diabetische Neuropathie und Polyneuropathie, o. J., o. S.
[113] Vgl. *Bönhof, G.*, Diabetische Neuropathie und Polyneuropathie, o. J., o. S.
[114] Vgl. *Bönhof, G.*, Diabetische Neuropathie und Polyneuropathie, o. J., o. S.
[115] Vgl. *Bönhof, G.*, Diabetische Neuropathie und Polyneuropathie, o. J., o. S.
[116] *Bönhof, G.*, Diabetische Neuropathie und Polyneuropathie, o. J., o. S.
[117] Vgl. *Bönhof, G.*, Diabetische Neuropathie und Polyneuropathie, o. J., o. S.
[118] Vgl. *Bönhof, G.*, Diabetische Neuropathie und Polyneuropathie, o. J., o. S.
[119] Vgl. *Schoppmeyer, M.*, Gesundheits-und Krankheitslehre für Pflege und Gesundheitsfachberufe, 2014, S. 148.
[120] Vgl. *Schoppmeyer, M.*, Gesundheits-und Krankheitslehre für Pflege und Gesundheitsfachberufe, 2014, S. 148.

z.B. beim Herzinfarkt, Verdauungsstörungen, Blasenentleerungsstörungen oder fehlende Erektionen hervorgehen.[121] Gefährlich ist die Tatsache, dass an Diabetes Erkrankte mit einer autonomen Neuropathie eine Unterzuckerung nur vermindert wahrnehmen.[122] Bei der Neuropathie sind Anamnese und sorgfältige Körperliche Untersuchung sehr wichtig, bei der vor allem die Sensibilität, Motorik und Reflexe überprüft werden sollten.[123] Bei einer Sensibilitätsprüfung sollte auf Vibration, Temperatur und Berührungsempfinden geachtet werden.[124] Außerdem sollten die Patienten gezielt nach Störungen im vegetativen Nervensystem befragt werden (z.B. Magenschmerzen, Herzbeschwerden).[125] Das Auftreten einer Neuropathie bei Menschen mit dem Typ 2 Diabetes Mellitus kann nicht direkt verhindert werden, dennoch gibt es einige Risikofaktoren die günstig beeinflusst werden können.[126] Ausreichend körperliche Aktivität kann vegetative Nervenschäden wie auch periphere Nervenschäden lindern.[127] Insgesamt entscheidend ist ein gesunder Lebensstil wie gesunde Ernährung, regelmäßige Bewegung, Nikotinkonsum wie auch Alkoholkonsum vermeiden und das Einhalten eines normalen Körpergewichts.[128]

4.3. Diabetisches Fußsyndrom/ Fußhygiene

Unter dem Diabetischen Fußsyndrom versteht man Schäden an den Füßen und Beinen die durch die diabetestypischen Folgeerkrankungen entstehen.[129] Das Zusammenspiel von Makro-und Mikroangiopathien, Neuropathien und erhöhter Infekt Neigung kann bereits bei den kleinsten Fußverletzungen zu Geschwüren mit Knochenbeteiligung und Gangrän (Schwarz Verfärbung, absterben der entsprechenden Stelle) führen.[130] Die Nerven und der Blutfluss im Fuß kann durch langjährig erhöhte Blutzuckerwerte geschädigt werden.[131] Aufgrund dessen spüren viele Menschen mit Diabetes Verletzungen an den

---

[121] Vgl. *Schoppmeyer, M.*, Gesundheits-und Krankheitslehre für Pflege und Gesundheitsfachberufe, 2014, S. 148.
[122] Vgl. *Thieme, G.*, Krankheitslehre I care, 2015, S. 643.
[123] Vgl. *Thieme, G.*, Krankheitslehre I care, 2015, S. 643.
[124] Vgl. *Thieme, G.*, Krankheitslehre I care, 2015, S. 643.
[125] Vgl. *Thieme, G.*, Krankheitslehre I care, 2015, S. 643.
[126] Vgl. *Bönhof, G.*, Diabetische Neuropathie und Polyneuropathie, o. J., o. S.
[127] Vgl. *Bönhof, G.*, Diabetische Neuropathie und Polyneuropathie, o. J., o. S.
[128] Vgl. *Bönhof, G.*, Diabetische Neuropathie und Polyneuropathie, o. J., o. S.
[129] Vgl. *Thieme, G.*, Krankheitslehre I care, 2015, S. 645.
[130] Vgl. *Schoppmeyer, M.*, Gesundheits-und Krankheitslehre für Pflege und Gesundheitsfachberufe, 2014, S. 148.
[131] Vgl. *Bönhof, G.*, Diabetischer Fuß, o. J., o. S.

Füßen schlechter und der Körper kann die Wunden schlecht von alleine zur Abheilung bringen.[132] Wenn die Wunden nicht rechtzeitig behandelt werden, können sie sehr tief und groß werden und im schlimmsten Falle kann das Gewebe durch die Wunden so sehr geschädigt werden, dass Zehen oder sogar der Fuß amputiert werden muss.[133] Auch bei dem Diabetischen Fußsyndrom ist die optimale Blutzuckereinstellung das Ziel.[134] Entscheidend sind passendes Schuhwerk zur Druckentlastung und Fußhygiene.[135] Daher ist die Fußpflege beim Diabetiker besonders wichtig damit die Füße regelmäßig untersucht werden, um Veränderungen rechtzeitig zu erkennen und behandeln zu können.[136] Dabei ist vor allem dran zu denken, dass Patienten mit einer diabetischen Neuropathie auch bei ausgeprägtem Befund keine Schmerzen angeben werden.[137] Die tägliche Selbstkontrolle beider Beine ist besonders zu beachten, eingeschlossen sind Rötungen, Schwellungen, Druckstellen, trockene, rissige Haut, Hornhautschwielen, Verfärbungen von Zehen/Fersen.[138]

5. Fazit

Durch die ständig ansteigenden Zahlen des Diabetes Mellitus Typ 2, die durch zu wenig Bewegung und zu hoher energiereicher Nahrung geprägt sind nimmt das Risiko an verschiedenen Begleiterkrankungen und Folgeerkrankungen zu. Zusammenfassend lässt sich auf die Forschungsfrage „Welche Folgeschäden können Diabetes Mellitus Typ 2 erkrankte Menschen entwickeln?" folgendes Statement geben: Erhöte Blutzucker Werte verursachen häufig erst keine Beschwerden. Im Körperinneren schädigen die erhöhten Blutzuckerwerte aber langfristig die Blutgefäße, Nerven und Zahlreiche Organe, wie bereits im vierten Kapitel beschrieben. Die Anzahl der Mikro-und Makrovaskulären Folgeschäden sind hoch. Das wichtigste Ziel bei der Diabetes Behandlung ist die richtige Einstellung des Blutzuckers. Berücksichtigt werden sollte die Stoffwechsellage, das Alter,

---

[132] Vgl. *Bönhof, G.*, Diabetischer Fuß, o. J., o. S.
[133] Vgl. *Bönhof, G.*, Diabetischer Fuß, o. J., o. S.
[134] Vgl. *Thieme, G.*, Krankheitslehre I care, 2015, S. 644.
[135] Vgl. *Thieme, G.*, Krankheitslehre I care, 2015, S. 644.
[136] Vgl. *Thieme, G.*, Krankheitslehre I care, 2015, S. 644.
[137] Vgl. *Thieme, G.*, Krankheitslehre I care, 2015, S. 644.
[138] Vgl. *Fließer-Görzer, E.*, Diabetisches Fuß-Syndrom, 2007, o. S.

das Gewicht, und das Mitwirken des Diabetikers. Die korrekte Einstellung wird also Individuell auf den Patienten abgestimmt und nicht nach einem bestimmten Muster. Zur richtigen Einstellung gehört vor allem der Umgang mit dem Blutzuckermessgerät wie bereits im dritten Kapitel beschrieben. Im Vorfeld ist die Diabetes Diagnose die durch den Oralen Glukose Toleranztest bestimmt werden kann zu berücksichtigen. Im Verlauf können Spätfolgeschäden entstehen, hierbei sind besonders die regelmäßigen ärztlichen Kontrollen zu beachten. Dabei spielt das Blutzuckertagebuch eine große Rolle, da der Arzt somit die Blutzuckerwerte rückwirkend zusammenfassen und besser beurteilen kann. Je mehr die Patienten Mitwirken desto geringer ist das Risiko frühzeitig an einer Spätfolge zu erkranken.

III Literaturverzeichnis

Cong, Lin (Meridian-Übungen, 2011): Meridian-Übungen bei psychosomatischen Beschwerden, 1. Aufl., Wien: Wilhelm Maudrich Verlag, 2011

Schoppmeyer, Marianne (Gesundheits-und Krankheitslehre, 2014): Gesundheits-und Krankheitslehre für Pflege-und Gesundheitsfachberufe, 3. Aufl., München: Urban & Fischer Verlag, 2014

Thieme, Georg (Krankheitslehre, 2015): Krankheitslehre I care, 1. Aufl., Stuttgart: Georg Thieme Verlag KG, 2015

Internetquellen:

Abratis, Anna, u.a. (Diabetes und seine Folgen, 2020): Diabetes und seine Folgen, <https://www.tk.de/techniker/gesundheit-und-medizin/behandlungen-und-medizin/diabetes/diabetes-und-seine-folgen-2013498> (2020-01-23) [Zugriff 2020-11-08]

Böhnhof, Gidon (Diabetischer Fuß): Diabetischer Fuß, <https://www.diabinfo.de/leben/folgeerkrankungen/fuesse.html> [Zugriff 2020-12-02]

Böhnhof, Gidon (Diabetische Neuropathie und Polyneuropathie): Diabetische Neuropathie und Polyneuropathie, <https://www.diabinfo.de/leben/folgeerkrankungen/nerven.html> [Zugriff 2020-12-02]

Deutsche Zentren der Gesundheitsforschung (Therapie Typ-2-Diabetes): Therapie Typ-2-Diabetes, <https://www.dzd-ev.de/diabetes/therapie-typ-2-diabetes/index.html> [Zugriff 2020-12-06]

Dietz, R., Rauch, B. (Leitlinien und Empfehlungen, 2003): Leitlinie zur Diagnose und Behandlung der chronischen koronaren Herzerkrankung der Deutschen Gesellschaft für Kardiologie-Herz-und Kreislaufforschung (DGK), <https://leitlinien.dgk.org/files/2003_Leitlinie_Koronare_Herzerkrankung.pdf> (2003) [Zugriff 2020-11-11]

Egidi, Günther (Brauchen wir den Oralen Glukose-Toleranz-Test?, 2005): Brauchen wir den Oralen Glukose-Toleranztest?, <https://www.online-zfa.de/fileadmin/user_upload/Heftarchiv/ZFA/article/2005/10/10.1055-s-2005-836883.pdf> (2005) [Zugriff 2020-11-05]

Fritsche, Andreas, Vosseler, Andreas (Leben mit Diabetes): Insulintherapie, <https://www.diabinfo.de/leben/behandlung/insulintherapie.html> [Zugriff 2020-10-28]

Fritsche, Andreas, Vosseler, Andreas (Leben mit Diabetes): Selbstkontrolle bei Diabetes: Blutzucker messen, <https://www.diabinfo.de/leben/behandlung/blutzucker-messen.html> [Zugriff 2020-11-03]

Fließer-Görzer, Evelyn (Diabetisches Fuß-Syndrom, 2007): Diabetisches Fußsyndrom, <https://www.netdoktor.at/krankheit/dfs-7436> (2007-10) [Zugriff 2020-12-03]

Müller-Wieland, Dirk (Deutsche Diabetes Gesellschaft, 2002): S3-Leitlinie Therapie des Typ-1-Diabetes, <https://www.awmf.org/uploads/tx_szleitlinien/057-0131_S3-Therapie-Typ-1-Diabetes_2018-08.pdf> [Zugriff 2020-10-02]

Müssig, Karsten (Diabetes und Nieren): Diabetes und Nieren, <https://www.diabinfo.de/leben/folgeerkrankungen/nieren.html> [Zugriff 2020-11-18]

Nentwich, M.M., Ulbig, M.W. (Diabetische Retinopathie, 2010): Diabetische Retinopathie, < https://link.springer.com/article/10.1007/s11428-010-0605-8?shared-article-renderer> (2010-08-15) [Zugriff 2020-11-27]

Ritz, Eberhard, Scherbaum, Werner (Medizin, 2005): Prävention und Therapie der diabetischen Nephropathie, <https://cdn.aerzteblatt.de/pdf/102/3/a137.pdf> (2005-01-21) [Zugriff 2020-11-25]

Sourij, Caren, Sourij, Harald (Diabetes und Gefäße, 2007): Diabetes und Gefäße, <https://www.netdoktor.at/krankheit/diabetes-und-gefaesse-5285> (2007-10-01) [Zugriff 2020-11-27]

Szendrödi, Julia (Leben mit Diabetes): Herz-Kreislauf-Erkrankungen bei Diabetes, <https://www.diabinfo.de/leben/folgeerkrankungen/herz-kreislauf.html> [Zugriff 2020-11-09]

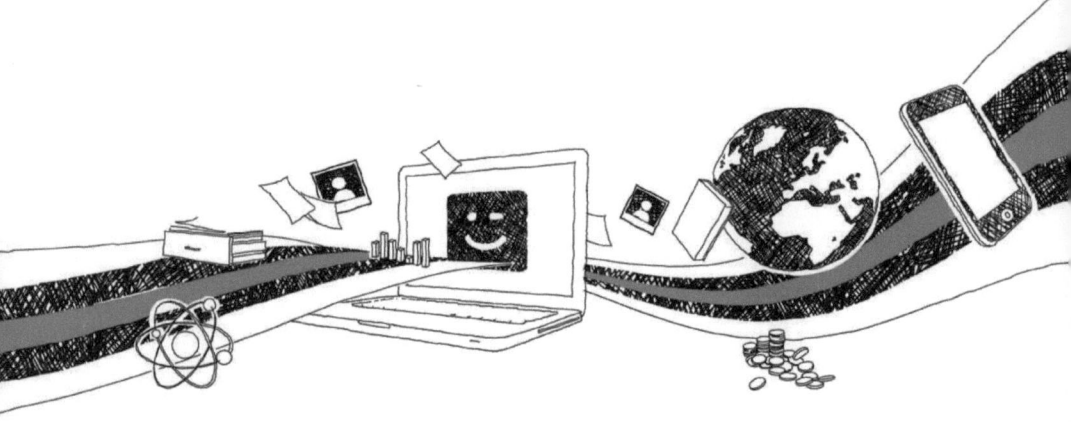
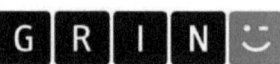